子どもたちを放射能から守るために

菅谷昭

チェルノブイリ原発事故
被災地の医療支援をした
医師、現・松本市長

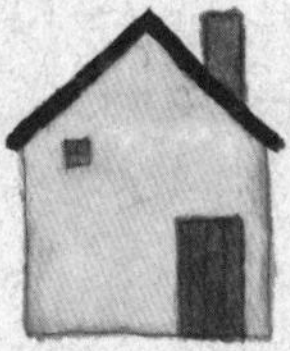

亜紀書房

子どもたちを放射能から守るために●目次

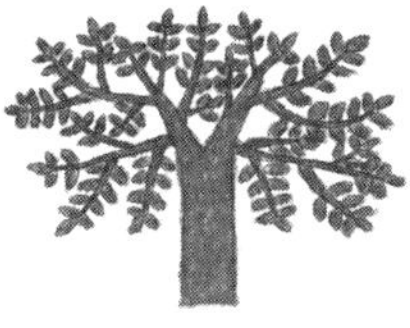

1章　放射能を浴びたら、どんな健康被害がでるのですか？

2章　水や野菜や魚、ふつうに摂ってもだいじょうぶですか?

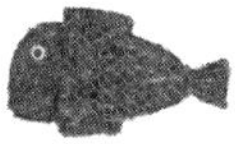

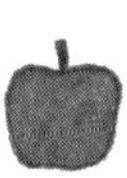

3章　25年目のチェルノブイリ

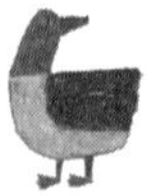

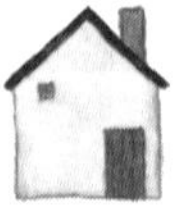

子どもたちを放射能から守るために

はじめに

東日本をおそった、1000年に一度という未曾有の大震災。地震と津波の影響で、福島第一原子力発電所では4つの原子炉が大きな事故を起こしました。それによって、福島に暮らす人はもちろんのこと、日本中がかつて経験したことのない不安に覆われ、その状況はいまなおつづいています。

事故の第一報を聞いたとき、私の頭にすぐさま思い浮かんだのは、チェルノブイリ原発事故と、その被災地のことでした。

旧ソ連邦ウクライナ共和国にある、チェルノブイリ原子力発電所で爆発炎上事故が起きたのは、1986年4月26日。いまから25年前のことです。この爆発で、チェルノブイリ原発の4号炉を覆っていた約1000トンのコンクリートの壁が吹き飛びました。そして、原子炉の中にあった膨大な放射性物質が舞い上がり、ヨーロッパを中心に全世界へと広がってしまったのです。人類史上最悪といわれる「レベル7」の核災害でした。

事故から10年がたった、96年から2001年までの約5年半、私はチェルノブイリ事故によって高度に汚染されたウクライナの隣国・ベラルーシ共和国に暮らしました。そのころ現地では、子どもの甲状腺《こうじょうせん》がんが多発していました。甲状腺専門の外科医として、自分の持っている知識と技術を差し出したいと思ったのです。

この医療活動で私は、汚染された土地に生きる人たちの悲しみや苦しみに直面しました。それは、原発で事故が起きたらどうなるかという現実を、いやおうなく突きつけられる日々でもありました。

日本に戻ってからは、「これ以上新たな原発は建設せず、今後は原発とは違う、再生可能なエネルギーの開発にもっとお金をかけてもよいのではないか。これほど電気を無駄にしている日本人の生活様式も変えなければいけないのではないか」と、書いたり話したりしてきました。ただ、正直なことをいえば、チェルノブイリと同じような事故が、日本で起きるとは思ってもみませんでした。

しかし思ってもみなかったことが、実際に起きてしまいました。

福島原発の事故は、チェルノブイリと同じ「レベル7」に認定されました。ところが残念ながら、チェルノブイリでの教訓はほとんど生かされず、政府の対応は後手後手にまわっているようにみえます。いかに原発に対する危機管理ができていないかを、世界中に露呈してしまったのです。

核の災害は、自然災害とはまったく違います。最悪の事態を予測して、先へ先へと手を打っていくことが大切です。最終的に予測より悪くならなければ、「ごめんなさい、でもよかったね」と、喜び合えばよいのです。

研究者の中には「チェルノブイリ事故と福島の事故は、規模も内容もまったく異なる」という人もいます。ですが医師の立場でいえば、いったん放射性物質が体内に取り込まれれば、少量であろうがなんらかの影響を与えることに変わりはありません。

しかも福島では、まだ放射性物質の放出が止まっていません。けっして恐怖をあおるわけではありませんが、甘く見てはいけないのです。

チェルノブイリでの経験から、私はなによりまず、子どもたちを守りたいと考えています。子どもは放射線による被ばくの影響が、大人よりもずっと強いからです。

数日前、「母乳の放射能測定をしてほしい」と、声を上げているお母さんたちがいることを知りました。自分のお乳さえ安心して子どもに飲ませることができなくなっています。どれほど不安をつのらせていることでしょう。そしてまた思います。お母さんたちの思いは、チェルノブイリでも福島でもまったく変わらないのだ、と。

チェルノブイリ事故の被災地で、たとえば子どもの甲状腺がんが増加しはじめたのは、事故から5年後のことでした。これから日本で起きてくるであろうさまざまな問題を最小限にくいとめるためにも、一人ひとりが放射能の正しい知識を得て、正しい判断ができるようになってほしいと願います。

これまでチェルノブイリは遠い場所であり、遠い事故であったけれど、とても身近になりました。私たちは、チェルノブイリから学んでいくしかありません。

菅谷 昭

1章

放射能を浴びたら、どんな健康被害がでるのですか？

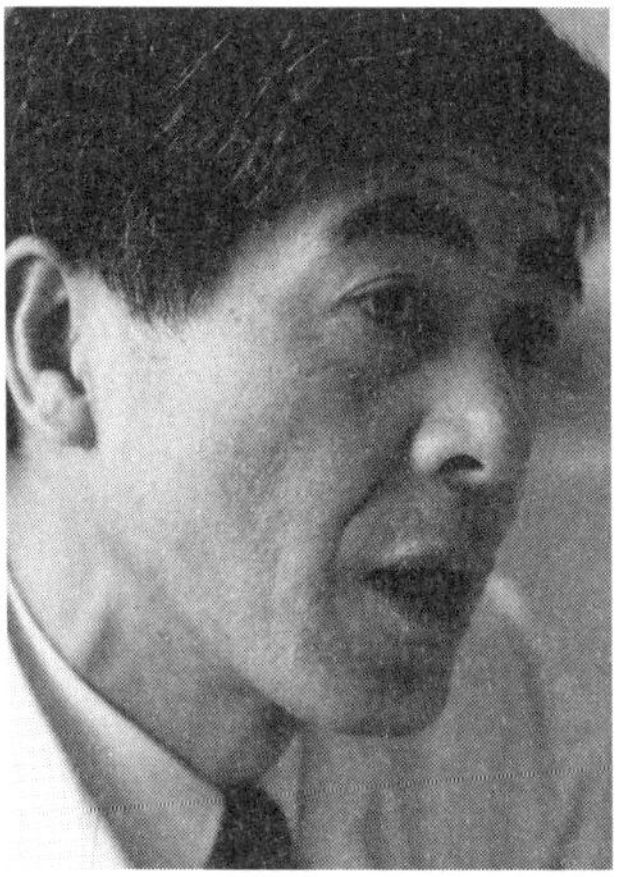

放射能には、どんな危険性があるのですか？

放射能の危険については、まだすべてがわかっているわけではありません。とくに、放射性物質が体の中に入ってしまった場合の健康被害については、基礎的にも臨床的にも十分解明されていません。ただし、被ばくするとどんな症状が出るかは、さまざまな研究が進んでいます。

「人体への放射線の影響」には、次のようなものがあります。

- すぐに影響が出るもの――急性影響
- 数年、または数十年してから影響が出るもの――晩発《ばんぱつ》影響
- 被ばく者の子孫への影響――遺伝的影響

「急性影響」は、１回の強い全身被ばくを受けた場合、５００ミリシーベルトで白血

球の一時的な減少が起こり、１０００ミリシーベルトで倦怠感やめまいや吐き気が起こったり、３０００ミリシーベルトでは50％の人が死亡、７０００ミリシーベルトになると、ほぼ全員が死亡、となります（14ページの図参照）。

また部分的（局所的）な被ばくの場合は、やけど、紅斑《こうはん》、けいれん、不妊《ふにん》、脱毛、水晶体混濁《すいしょうたいこんだく》などの症状が出てきます。

「晩発影響」は、がんや白内障、生殖器《せいしょくき》への影響があらわれます。がん発症までの期間は数年から数十年。ただそれだけ長く時間がすぎてしまうと、病気の原因を放射線によるものと特定するのは、なかなかむずかしくなります。

急性影響と違って、こちらは少しの被ばくでも影響を受ける可能性があります。たとえば、10ミリシーベルトで全身被ばくした場合、将来的ながんの発生は１万人に１人といわれています。

「遺伝的影響」は、被ばくした人の子孫に現れる障害です。遺伝子の突然変異や染《せん》色体異常《しょくたいいじょう》が起こります。

これらの基準はＩＣＲＰ（国際放射線防護委員会）が定めているものです。

ＩＣＲＰは、放射線防護に関する専門家の国際組織で、ここで定められた基準は、

放射線量と体への影響

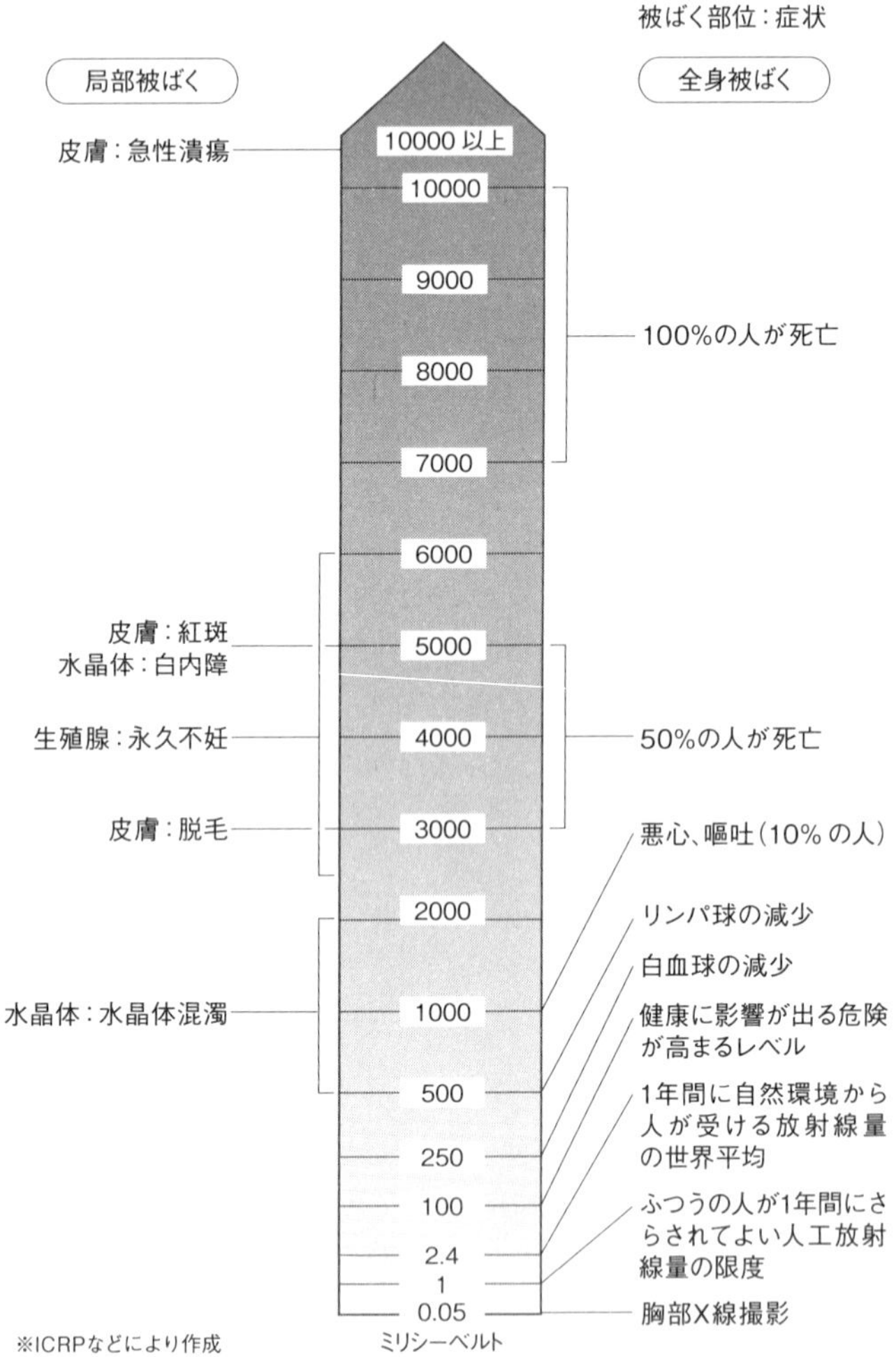
被ばく部位：症状
局部被ばく
全身被ばく
皮膚：急性潰瘍
10000 以上
10000
9000
8000
7000
6000
5000
4000
3000
2000
1000
500
250
100
2.4
1
0.05
100%の人が死亡
皮膚：紅斑
水晶体：白内障
生殖腺：永久不妊
50%の人が死亡
皮膚：脱毛
悪心、嘔吐（10% の人）
リンパ球の減少
白血球の減少
水晶体：水晶体混濁
健康に影響が出る危険が高まるレベル
1年間に自然環境から人が受ける放射線量の世界平均
ふつうの人が1年間にさらされてよい人工放射線量の限度
胸部X線撮影
ミリシーベルト

※ICRPなどにより作成

世界各国の放射線障害防止に関する法令の基礎になっています。

放射線を浴びても「この量さえ越えなければ被害は出ない」という値が決まっているケースがあります。それを「しきい値」といいます。

紅斑、潰瘍《かいよう》、脱毛など、急性影響ではしきい値がありますが、がんなど数年後に影響が出るものや、遺伝的な影響については、しきい値が存在しません。そのかわり、受けた放射線の量が大きくなるにつれて、発生率が増加するといわれます。つまり、少ない被ばくでもがんになる可能性がある、ということです。

以上がＩＣＲＰの見解ですが、ここには大切なことが抜け落ちています。それは「内部被ばくが原因で起きる影響」についての視点です。

広島や長崎に落とされた原子爆弾では、核が一気に巨大なエネルギーで爆発したため、多くの人々は中性子線などにより全身被ばくし、ここに書かれた通りの障害が現れました。

しかし、原子力発電所の事故では、とりわけ長期にわたり問題になるのは「低線量での内部被ばく」です。すぐに出てくる症状はほとんどありませんが、数年たって晩発影響が広がるのです。

これは、人類がチェルノブイリ原発事故でしか経験していないものです。そしてチェルノブイリでの健康被害は現在進行中のため、まだメカニズムがはっきりとわかっていません。

「ベクレル」と「シーベルト」の違いを教えてください

原発事故の報道には、さまざまな放射能・放射線の単位が出てきます。ふだん聞きなれない「ベクレル」や「シーベルト」、そのうえ「ミリシーベルト」や「マイクロシーベルト」まで出てくるので、混乱している人も多いのではないでしょうか。

まず、単位の説明をするまえに、放射能とはなにかを簡単にお話ししましょう。

世の中にあるすべての物質は、さまざまな原子によって形づくられています。たいていの原子は安定していて変化することはありませんが、なかには構造が不安定な原子が存在します。それらは時間とともにこわれ、まったく違う安定した原子に変化する性質を持っています。この不安定な原子がこわれるときに、放射線が出るのです。

放射線を発する不安定な原子を「放射性物質」といい、放射性物質が放射線を出す能力（活性力）を「放射能」といいます。

たとえば今回、ホウレンソウや水から検出された「ヨウ素131」は、放っておくと放射線を出しながら「キセノン131」という原子に変化します。そして、キセノン131への変化が終わった時点で、放射線は出なくなります。

それでは、放射能・放射線の単位の話に戻りましょう。

「ベクレル」とは、放射性物質が出す放射線のパワーをあらわす単位です。1ベクレルとは、1秒間に1個の原子がこわれて、別の原子に変わっていくことを示します。300ベクレルという場合、1秒間に300個の原子がこわれ、変化するパワーを持っていることになります。

「シーベルト」とは、人が放射線を浴びた量をあらわす単位です。人はふつうに生活していても、宇宙や大地から自然界の放射能を浴びつづけています。自然界のものであろうと、人工的なものであろうと、受ける放射線の量はシーベルトであらわされます。

人が1年間を通して自然界から受ける放射線量は、世界で平均すると2・4ミリシーベルトといわれています。

一方、ふつうの人が1年間にさらされてもよい人工放射線量の限度は、1ミリシーベルト。放射線を扱う仕事についている人たちの限度は、20ミリシーベルトと定められています。

自然放射線の数値が意外に大きいのですが、こちらは人間が長い進化の過程を通してつき合ってきたもの。もちろん多くは浴びないほうがよいのですが、人工的な放射線を浴びることのほうが、より注意が必要です。

＊0・001シーベルト＝1ミリシーベルト
0・001ミリシーベルト＝1マイクロシーベルト

「内部被ばく」と「外部被ばく」は、どんな違いがあるのですか？

「外部被ばく」とは、体外から放射線を当てられて受ける被ばくのことです。身近なものでいうと、胸部のレントゲン撮影やＣＴスキャン。これらは医療用の放射線で、軽い外部被ばくになります。

放射線の種類には「アルファ線」「ベータ線」「ガンマ線」「Ｘ線」「中性子線」などがあります。

アルファ線は破壊力が強いのですが、生体内では飛距離はとても短くて数十ミクロン。紙１枚あれば防げます。ベータ線の破壊力は中くらいで飛距離はミリ単位。アルミ板やプラスチックで防ぐことができます。ガンマ線はあまり破壊力が強くないのですが、非常に透過性が高く、分厚い鉛の板やコンクリートブロックがないとさえぎることができません。

たとえば私が10の力を持つ放射性物質だったとしましょう。私がガンマ線を出せば、目の前にいる人も10の影響を受けます。私が5の力であれば、目の前の人も5の影響を受ける。放射線量と比例した影響を受けるのが、外部被ばくです。

ところが、「内部被ばく」となると話は変わってきます。「内部被ばく」とは、食べものや呼吸を通して、体内に放射性物質が取り込まれ、放射線の影響を受けること。胃腸などから吸収され血液に入り込むと、体中をぐるぐる回って臓器や筋肉や骨などに蓄積され、そこから放射線を出すのです。

体内で問題になるのは、透過性の高いガンマ線ではなく、アルファ線やベータ線です。アルファ線やベータ線は、飛距離が短いかわりに破壊力が強い。アルファ線は体外では紙1枚で防げますが、体内には紙などありません。

今回の事故で政府は、「CT スキャンやX線検査を受けるよりもはるかに少ない被ばく量」という発表をしましたが、それは外部被ばくの話です。

内部被ばくはCTスキャンのように1回で済むものではありません。体内に入ってしまうと、少量であろうと24時間放射線を出しつづけ、細胞レベルで影響を与えます。ここを理解していないと、「放射線量がわずかならだいじょうぶだ」という論理になってしまいます。内部被ばくは少量でも影響をおよぼす可能性があるのです。

これらをふまえ、被ばくについては二つに分けて考えるとよいでしょう。放射線源に近い場所（線量の大きな場所）では、外部被ばくと内部被ばくの両方に注意すること。遠く離れた土地では、内部被ばくに注意すること。

福島原発で、東京電力の作業員が汚染した水に足を入れた事故がありました。あれは体の一部に放射性物質が付着した外部被ばく。おそらくベータ線によるもので、飛距離が短いため表皮の熱傷ですみました。

あの場所で懸命な活動をしている作業員の方々は、大変気の毒ですが外部被ばくと内部被ばくの両方を考えなければなりません。しかし、いまの日本で多くの人々が注意しなければならないのは、内部被ばくです。

チェルノブイリでいちばん被害が大きかった病気はなんですか?

小児甲状腺がんです。

チェルノブイリ被災地では、事故後5年目に子どもの甲状腺がんが増えはじめ、10年後にピークを迎えました。家族で同じものを食べていても、子どもだけががんになったのです。ベラルーシ共和国では、事故が起きた１９８６年には子ども（0〜14歳）の甲状腺がんはわずか２人でした。それが90年には29人、92年には66人と激増し、もっとも多い95年には91人となりました。

なぜ、小児甲状腺がんが増えたのか——。

子どもは、細胞の代謝が活発です。甲状腺もそのほかの臓器もどんどん生長し、細胞分裂を繰り返して大きくなります。細胞が分裂するときが、もっとも放射線の影響を受けやすいことがわかっています。つまり、生長段階において小さければ小さいほど細胞分裂は活発なので、体内に放射性物質（この場合、放射性ヨウ素）を取り込ん

ベラルーシ国内における人口10万人あたりの甲状腺がん患者数の変化

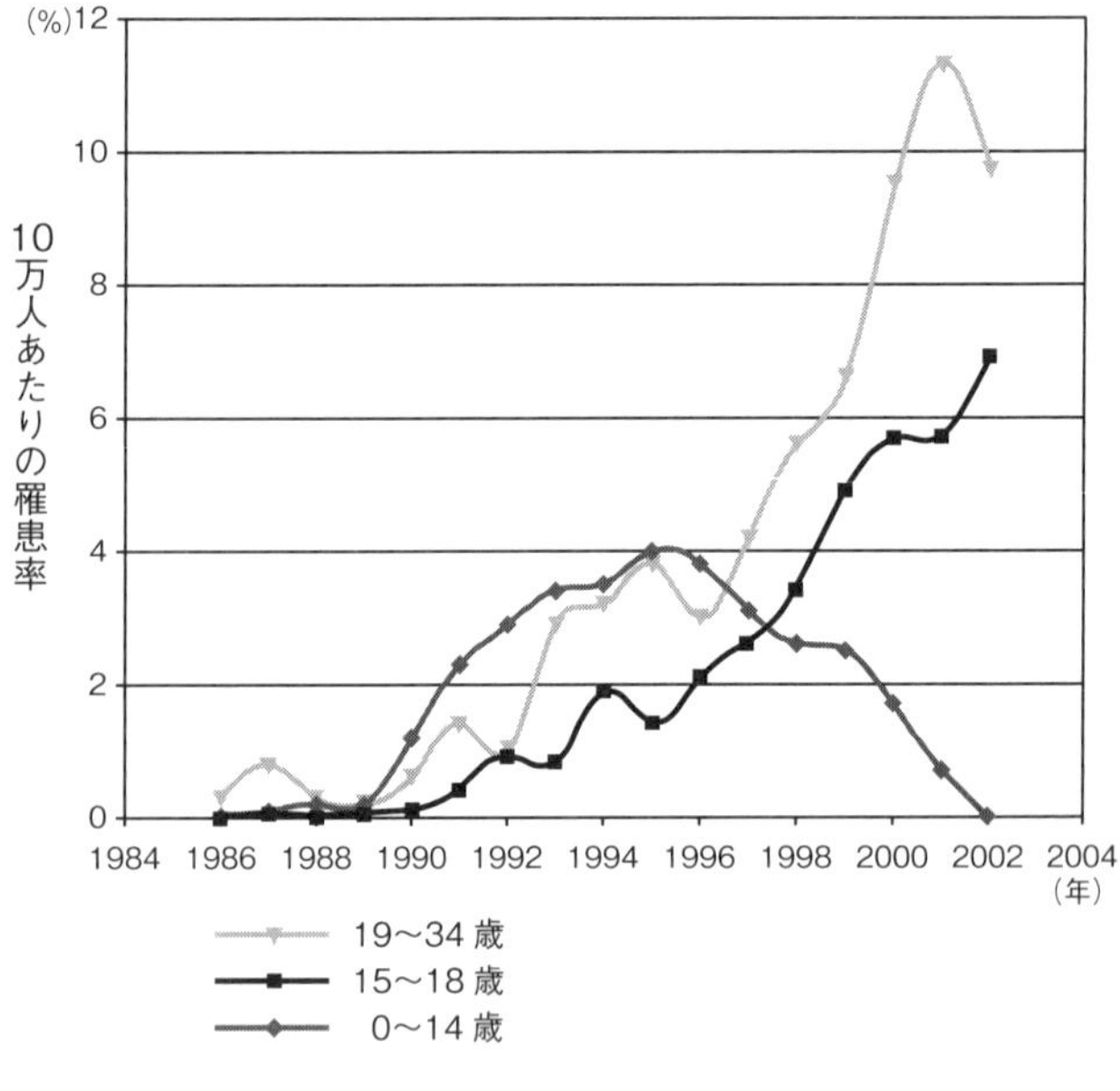

だら、細胞核のＤＮＡが傷つきやすくなり、がんを誘発しやすくなるということになります。一方、大人の甲状腺は細胞分裂がとてもゆっくりです。

甲状腺は首の前方にあるホルモンをつくる小さな内分泌器官で、甲状腺ホルモンを分泌しています。体の成長や代謝に重要な役割を果たすこのホルモンは、昆布やワカメなど海藻に含まれているヨウ素を原料にしてつくられます。

日本人にはふだんから昆布やワカメを食べる習慣がありますが、不幸なことにベラルーシには海がありません。この国の人たちは、慢性的にヨウ素が不足した状態になっていたのです。

そこにチェルノブイリの事故が起こり、ヨウ素１３１（放射性ヨウ素）が大気中に大量に舞い上がりました。甲状腺には、自然界のヨウ素と放射性ヨウ素を見分ける力はありません。ヨウ素をほしがっていた甲状腺は、たちまち放射性ヨウ素を取り込んでしまいました。

甲状腺の細胞内に蓄積した放射性ヨウ素は、そこからベータ線を発します。そして、細胞核がベータ線を浴び、核内のＤＮＡレベルで遺伝子が傷ついてしまったのです。チェルノブイリ被災地で、子どもの甲状腺がんが多発してしまったのはそのためと考えられています。

さらに不幸なことに、当時のベラルーシは医療設備が十分整っておらず、手術の技術も国際レベルではありませんでした。首をＬ字型に切ったため、大きな傷あとが残っていたのです。私が５年半行ってきた医療活動のひとつは、美容上、よりきれいな切開創による手術を、現地の医師たちに伝えることでした。

妊娠している女性はなにに気をつければいいですか?

妊娠している女性は、胎盤《たいばん》を通して放射性物質が胎児に向かいます。お母さん自身というよりも、胎児を守らなければなりません。放射性ヨウ素による甲状腺がんの心配もありますが、ストロンチウム(30ページ参照)は胎児の骨形成にも関わります。

チェルノブイリ被災地では、事故からしばらくして妊産婦の貧血が増え、体力の低下などのために帝王切開や低出生体重児が多くなり、奇形児も増えたといいます。また、自分が汚染された地域で成長したこと、いまもそこに暮らしていることがお母さんたちの大きなストレスにもなっています。

「健康な赤ちゃんを産めなかったらどうしよう」

「病気になったら私のせいだ」

そんな不安を、いつも抱えているのです。ですから、乳幼児や子どもに注意するのと同じくらい、妊娠中の女性や妊娠の可能性のある若い女性を守らなければと思います。可能であれば、できるだけ汚染された土地からは離れて過ごしたほうがよいでしょう。

みなさんは、「悪性の塊」ができることを、がんと思っているかもしれませんが、それは違います。がんは細胞ひとつからはじまります。たった1個の細胞ががん化すると、次々と分裂して大きくなっていくのです。

人の体は放射性物質を取り込んだとしても、排泄する機能を持っていますが、すべてを排出するわけではありません。また、傷ついた細胞を修復する機能もあります。しかし、100%修復されるわけではありません。少量でも内部被ばくをすると、がんになる可能性があるのはそのためです。

福島の事故で、政府は「ただちに害が出るものではない」「基準値以内だから安全だ」と繰り返しました。しかしこれは外部被ばくを根拠にしてのことで、内部被ばくを考慮に入れたとは思えぬ発言でした。すでに述べたように、チェルノブイリでは5年後に影響が出てきたのですから、「ただちに」害が出現しないのは当たり前です。

外部被ばくと比べて、内部被ばくにはわからないことが多いのです。体内に入った放射性物質がどのような動態を示すのか、私にもわかりません。わかっているのは、チェルノブイリ被災地にあるデータだけ。子どもの甲状腺がんが激増したという事実です。

そして、事故後10年までは小児の甲状腺がんが急増しましたが、その後は思春期の、つづいて大人の甲状腺がんが増加傾向にあります。ただし、小児甲状腺がんのように急激に増加しているわけではありません。

もちろん、チェルノブイリでは全員ががんにかかったわけではなく、元気で生活している人もたくさんいます。それでも、よくわかっていないものは体内に取り込まないほうがいい。とくに乳幼児や子どもや妊娠している女性は、汚染された水や食べものをできるだけ口にしないほうがいいのです。

ヨウ素以外の放射性物質は、体内に入るとどうなるのですか？

いま、福島原発でどのような放射性物質が出ているか不明な点もあるのですが、わかっている範囲でお話しします。

放射性物質が体内に入ると、血液を通して体中をめぐり、さまざまな臓器に取り込まれていきます。とくにわかりやすいのが放射性ヨウ素で、その80％が甲状腺に取り込まれますが、ほかの放射性物質の中にも特定の場所にたまっていく傾向があります。

セシウムは、全身の筋肉に取り込まれます。仮に骨髄《こつずい》近くにある筋肉から放射線が出ると、白血病など血液の病気を引き起こす可能性が高まります。また、肺や肝臓《かんぞう》や腎臓《じんぞう》にも蓄積されるといわれています。

ストロンチウムは、おもに骨に取り込まれます。こちらも骨髄細胞が放射線で傷つけば、血液の病気を起こしやすくなります。

プルトニウムは、口や鼻から入った場合、気道を通して肺に取り込まれます。これはホットパーティクル（熱い粒子）といって、肺がんを引き起こす可能性が生まれます。プルトニウムは粒子が重いため遠くに飛ぶことは少ないといわれますが、実際は空中をただよい、意外に遠くまで飛んでいくので注意が必要です。

これらの放射性物質には「半減期《はんげんき》」があります。半減期とは、放射線の強さがもとの半分になるまでの時間です。正式には「物理学的半減期」といいます。放射性物質によって半減期は大きく違います。

放射性ヨウ素は8日、セシウムやストロンチウムは30年、プルトニウムにいたっては2万4000年です。また、半減期を過ぎても放射能がゼロになるわけではありません。減ってはいきますが放射線を出しつづけます。そして出つづけているかぎり内部被ばくはつづき、細胞が傷つけられるのです。

あまり知られていないことですが、チェルノブイリ被災地では、現在でも体が疲れやすく、風邪をひきやすいと訴える人が多くいます。事故との因果関係ははっきりしませんが、免疫機能が低下していることなどが疑われます。

甲状腺がんは、死亡率の低いがんと聞きましたが本当ですか？

たしかに甲状腺がんは、がんの中ではたちのよいがんです。手術をして腫瘍《しゅよう》を取り除けば、元気で生きていくことができます。場合によってはホルモン剤を飲みつづける必要はありますが、副作用のないよい薬ができています。実際にチェルノブイリ被災地では、術後しばらくして結婚し、出産した女の子も何人かいます。

ただ、チェルノブイリの小児の場合、6人に1人が肺に転移しています。

福島原発の事故の後、食品安全委員会に出席したとき、ある大学の委員がこんな発言をしました。

「甲状腺がんは生存率が90％で、がんの中でもたちのよいがんですよ。大したことはありませんよ」

それを聞いて私は、ちょっと待って、といいました。

「たしかに性質のよいがんですが、だからといって、がんになっても大丈夫だというのはおかしい。5歳や10歳の子どもが、がんの手術をすることをどう思いますか？あなたはお父さんお母さんの苦しみがわかりますか？」

その先生は黙ってしまいました。現場を知らない人はこういうことを平気でいいます。すべて、数字で大きくとらえてしまうのです。がんは、一人ひとりの命の問題なのに。

甲状腺がんは女性に多い病気です。致死率は低いといっても、幼い少女や年ごろの娘さんの首にメスを入れるのは、私にとってつらい仕事でした。病気になった子どもたちが、どんな気持ちでいるのか。自分の子どもが、がんを宣告されて手術することになったら、親はどう思うのか、想像することが大切です。

それをイメージできない人たちが、「国民目線で」などといっても、何の説得力もありません。やはり、1人でも子どもたちががんになることなどないように、守らなければならないという思いを強くしています。

「内部被ばく」をしないために、どうすればいいですか？

放射性物質が体内に入ってくる経路は、次の3つです。

第1に、鼻や口などから呼吸器を通して体に入り込むこと――経気道的《けいきどうてき》。
第2に、皮膚を通して入り込むこと――経皮的《けいひてき》。
第3に、食品や飲み物を通して入ってくること――経口的《けいこうてき》。

この3つを防げば、内部被ばくを少なくすることができます。
呼吸器を介して入ってくるのを防ぐには、濡れたガーゼを内側に当てたマスクが効果的です。

皮膚は、できるだけ長袖を着て露出を減らすこと。汚染された場所から室内に入るときには、上着を脱いでしっかり洗い落とすこと。雨が降ってきたら、放射性物質を含んでいる可能性があるので、濡れないようにすることが重要です。

この中でもっとも問題が大きいのが、経口的なものです。いくらマスクをしたり長袖を着たりして防いでも、汚染されたものを食べると、放射性物質は体内に取り込まれます。

事故後私は、内閣府の食品安全委員会に参考人として呼ばれました。そこで驚いたのは、もともと日本には核災害での食品汚染の基準値がなかったことです。世界有数の原発推進国であり、チェルノブイリの前例があるにもかかわらず、なんの危機管理もしていなかった。今回のことで、あわてて暫定基準値が設けられました。

「子どもや妊産婦を守るためにも、基準は厳しいほうがよいと思います」

私はその席で発言しましたが、理想をいえば子どもたちは、汚染されたものは食べないほうがよいと思っています。

たとえば水道水の場合、乳幼児のセシウム134、セシウム137の基準値は100ベクレル／kgですが、110ならダメで95ならよい、というものではないからです。繰り返しますが、少量でも体内に入れば、そこから放射線が出て細胞を傷つけることになるのです。

事故から数日して、東京の金町浄水場で検出された放射性ヨウ素の値は、210ベクレルでした。その後、首都圏のスーパーやコンビニから、あっという間に水のペットボトルが消えたのは、記憶に新しいところです。

しかし、汚染されたものすべてを食べてはならない、というのは大変なことです。だから私は、「大人は食べてもいい」と考えています。大人しかいない家庭は、それほど神経質になる必要はありません。ましてや、水を買い占めたりするような行動はつつしんでほしいと思います。

守らなければならないのは、大人よりも放射線の影響を受けやすい子どもたちです。乳幼児だけでなく、15歳未満までの子どもを守ってほしい。そのほか、妊娠中や妊娠の可能性がある若い女性も、注意が必要です。

放射線から身を守る方法を教えてください

直接放射線を受ける外部被ばくの場合、防ぐ方法は3つ。「距離」と「時間」と「遮蔽《しゃへい》」です。

放射線源からの「距離」が遠くなるほど、影響は少なくなります。距離が2倍離れれば影響は4分の1に、4倍離れれば影響は16分の1になるといわれます。少しでも遠くに行くことが大切です。

そして、放射線を浴びる「時間」が少なければ少ないほうがいい。「遮蔽」は、放射線源を鉛で防ぐことなどを指しますが、これは一般の人ができることではありません。私たちは「離れる」こと、「時間を短く」することを、頭の中に入れておきましょう。

爆発などで原発から飛び散った放射性物質は、風によって舞い上がり、つねに大気中に浮遊しつづけています。原発に近い場所や、原発の風下に位置する場所では、できるだけ屋内にとどまるほうが安全です。やむを得ず外出するときには、服装に注意してください。

フード付きのレインコートやウインドブレーカーを頭からすっぽりかぶり、ゴーグルや防じんマスクを着用すること。靴はポリ袋などをかぶせて輪ゴムでしばること。こうして大気と地面にある放射性物質から、身を守ります。

毛糸のセーターや帽子などは、放射性降下物（フォールアウト）のちり（死の灰）が付着しやすいので要注意です。上着には、ツルンとした合繊素材を選ぶこと。外から戻ったときには、ほこりを払うように放射性降下物のちりを落とし、上着を脱いで室内に入ります。そして、できればシャワーなどで全身を洗い流しましょう。

現在は、原発から数十キロの区域以外では、ここまで神経質になる必要はありません。ただ、今後ふたたびなにが起きるかわからないので、これらの方法は覚えておくとよいでしょう。

チェルノブイリ原発では、爆発炎上した後、なかなか炎を消すことができませんでした。そのため空から大量の砂と岩石（ドロマイト）とホウ素を投下し、鉛を撒きました。さらに上からコンクリートで覆って石棺《せっかん》にし、遮蔽したのです。

現在福島では、大気汚染の空間線量や食品汚染値を見るかぎり、一部の区域以外ではそれほど心配しなくてもよい数値になっています。しかし、まだ原発の中では、どんなトラブルが起きてもおかしくない状態がつづいています。

次になにかが起きたときは、かなりの非常事態と思ったほうがいい。風向き、雨、野菜や果物、水など、あらゆるところに問題が起きてきます。数値が上がったときは、必ず報道されるのでチェックをつづけましょう。

そしてなにかが起きたとき、自分たちが汚染される可能性があると思ったら、まず逃げてください。

最悪の事態が起きた場合は、海外へ逃げる。それが無理なら、国内の西のほうへ逃げましょう。外部被ばくであろうと、内部被ばくであろうと、身を守るいちばんの方法は、汚染されていない地域に逃げることです。

どうしても逃げられないのであれば、室内に待機避難すること。そして内部被ばくを防ぐために、3つの経路（34ページ参照）を遮断することです。

いまは、政府が定期的に発表している資料で、自衛方法を判断するしかありません。しかし、けっして十分な資料とはいえません。

国は、放射性物質の拡散を予測するための、「緊急時迅速放射能影響予測ネットワークシステム（ＳＰＥＥＤＩ）を持っていますが、今回の事故ではデータが乏しいことを理由に、事故後なかなか「放射能拡散試算図」が公表されず、５月になってようやく試算結果が発表されました。

データを知るには、文部省の原子力安全課原子力防災ネットワークの「環境防災Ｎネット」（http://www.bousai.ne.jp/vis/）で、日々の空間線量を確認することができます。福島と宮城のモニタリングポスト（環境放射線観測局）は震災のためこわれていましたが、現在はモニタリングカーを使って測定が行われています。

私は、政府にはもっと事細かに疫学調査体制を整え、しっかり調べてほしいと思っています。汚染された土地にある学校は、その程度によって、今後、学校ごと別の地域に受け入れてもらう必要も出てくるかもしれません。子どもたちの命を守らなければなりません。

計測するにも機器が足りないといわれますが、足りなければどんどん輸入などし、細かくチェックすべきなのです。水でも食べものでも土壌でも、汚染状況をしっかり調査して発表しないと国民は不安に思うだけです。

ヨウ素剤を飲めば、放射能被害を防げるのですか？

安定ヨウ素剤は、原則として放射性物質の放出前後数時間以内に服用することで甲状腺をヨウ素で満たし、とくに放射性ヨウ素を甲状腺内に取り込まない環境をつくります。このように内服するタイミングが重要です。

チェルノブイリ事故が起きた直後、ベラルーシの西隣にあるポーランド政府は、すばらしい対応をしました。

事故翌日の4月27日夜に、大気の放射能汚染を確認。その80％が放射性ヨウ素であることがわかり、政府は非常事態体制を発動しました。そして事故から4日目には、すべての病院、保健所、学校、幼稚園にヨウ素剤を配布。人口の9割を超える1000万人以上の子どもに薬を投与したのです。

また、5月15日までは乳牛に新鮮な牧草を与えることを禁止。汚染されたミルクを子どもが飲むことも禁止して、4歳以下の子どもには粉ミルクを配りました。これら政府の迅速な対応が功を奏し、ポーランドでは子どもの甲状腺がんの発症を避けられたのです。国の対応によって、ベラルーシとは雲泥の差がひらきました。

今回の事故の後、福島でもヨウ素剤を飲ませたと聞いたので、私は安心していました。しかし、ある日福島からメールが送られてきました。最近テレビなどでチェルノブイリの経験を話す機会が増え、全国から松本市にメールが届くようになったのです。「市長から福島県知事に、早くヨウ素剤を飲ませるように伝えてください」すでに投与されたはずなのにおかしいと思い、福島県に問い合わせました。すると、政府にいわれてヨウ素剤を70万人分用意したが、その後「飲め」という指示がないので、指示を待っているというのです。

このような一刻をあらそう非常事態のときには、国の指示を待っている場合ではありません。指示がなかったのは、たぶんヨウ素剤を使ったことがないからでしょう。副作用の心配をしているのです。投与量は年齢により調整すればよいのです。

ポーランドでは90％以上の子どもに使用しても、重い副作用はなかったといわれます。ヨード（ヨウ素）アレルギーの子どももいるので、アレルギー体質なら控えたほうがよいと思いますが、それ以外は飲んだほうがいい。心配であれば、専門家の指示のもとで投与すれば、問題はないでしょう。

じつはヨウ素剤の投与は、心の安定剤にもなります。飲んだ人は「薬を飲んだからだいじょうぶ」という気持ちになるし、お母さんたちの不安も取りのぞけます。万が一、数年後に健康被害が出現したとしても「手を尽くしたのだから仕方がない」と思えます。しかしなにも手を打たなかった場合、「あのときこうしていれば」というお母さんの後悔は、5年10年先までつづいてしまうのです。

2章

水や野菜や魚、ふつうに摂ってもだいじょうぶですか？

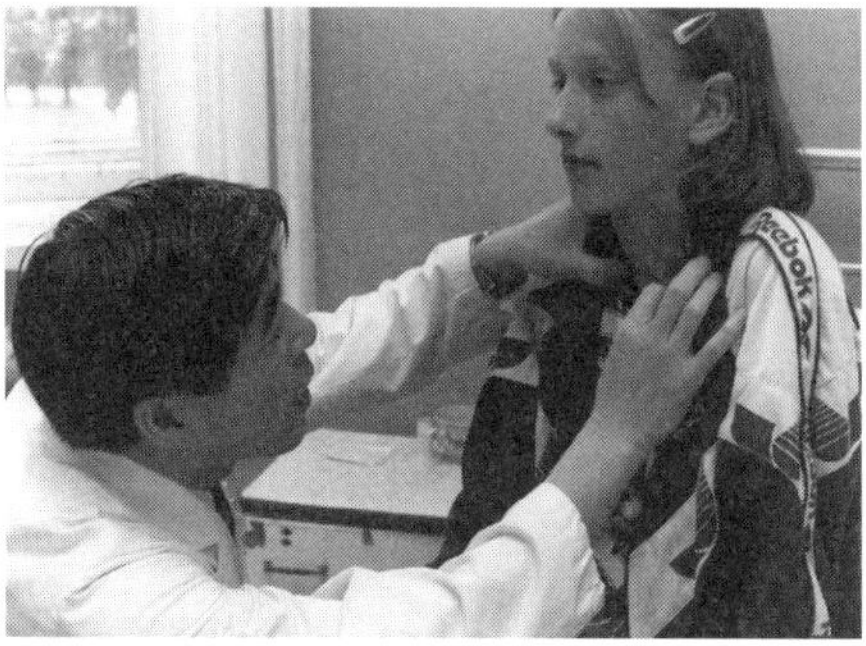

残留放射能濃度はどうなっているのでしょう

事故の直後から、食品や水の残留放射能濃度《ざんりゅうほうしゃのうのうど》が大きな問題になっています。福島や茨城で高い数値が検出されたホウレンソウをはじめ、東京や埼玉の浄水場の水でも基準値以上の値が出ました。

あのとき水道水の汚染値が上がったのは、福島原発が爆発した後、はじめて雨が降ったからでした。空中に浮遊していた放射性物質が、雨によって落とされ集まったのです。時間がたった現在は、各浄水場での数値も低くなり安定しています。

食品や水の残留放射能濃度については、食品安全員会によって暫定的な基準値が定められました。それを超える値が検出された場合には、出荷制限が行われています。

しかし、1章でも述べてきたように、乳幼児や14歳までの子ども、および妊娠中や授乳中の女性については、基準値以下であっても汚染されている可能性があるものは、口にしないほうがいいと、私は思っています。

当面の飲食物の暫定規制値

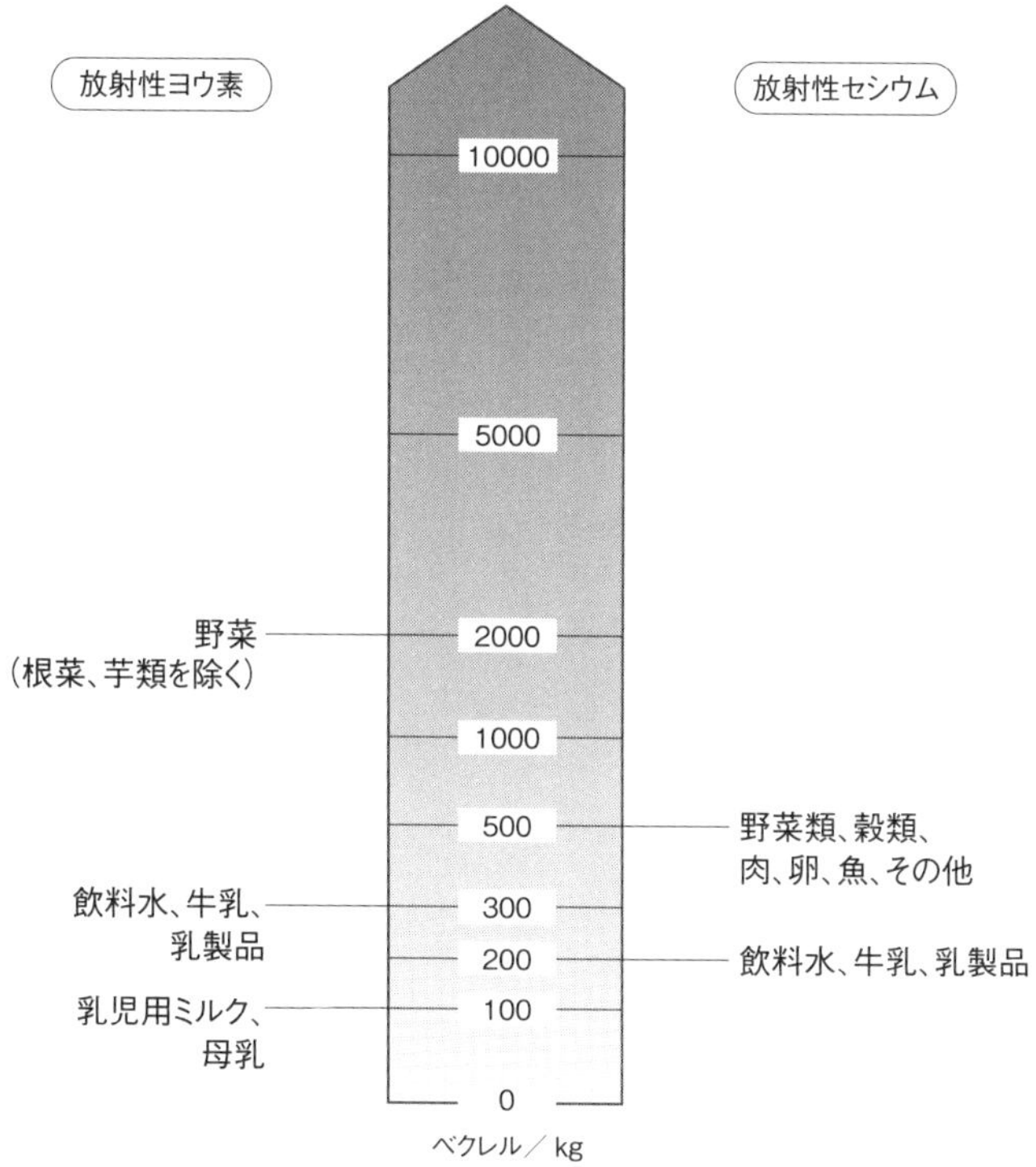

放射能のついた食べものや水をとることで、内部被ばくが起こります。少量であっても体内に入った放射性物質は、核種により特定の臓器や筋肉や骨に集まります。そこから放射線が出て細胞が傷つけられる可能性があるのです。放射線の影響は、細胞が分裂するときがもっとも受けやすいため、代謝の活発な小さな子どもほど注意すべきです。

一方、大人は、とくに40歳を超えた大人は、基準値以内であれば、神経質になる必要はありません。安全性が確認されて、ふつうにスーパーなどで売られているものなら、基本的には安全といえます。大人しかいない家庭で、過剰なほど気にしたり、水を買い占めたりすることはやめましょう。

どんな食べものに気をつけたらいいですか？

チェルノブイリ事故の後、雑誌『ネイチャー』に発表された論文には、放射能で汚染した食品の摂取について次のように書かれていました。

ヨウ素131による被ばくは、汚染した牧草や飼料を食べた乳牛のミルクおよび、汚染した葉菜を人が摂取することによって起こる。

セシウム137が、成長しつつある植物の中に入っていくのは、葉に沈着することによるか、あるいは土壌から根を通じてとりこまれることによって起こる。それに加えてセシウム137の場合は、地衣類《ちいるい》（苔）を餌にするために体内の濃度が特別高くなっている鹿、兎、とくにトナカイなど野生の狩猟動物の肉に注意しなければならない。

放射性物質は、空気や雨水を通して食品につきます。そのため、ホウレンソウなどの葉もの野菜には付着しやすく、最初に問題になりました。もちろん、キャベツや白菜やそのほかの葉もの野菜もホウレンソウと同じです。

今後は、根菜類が汚染されていく可能性があります。ヨウ素131は半減期が8日ですが、セシウム137の場合は半減期が30年なので、土の中でじわじわと根菜に浸透していくのです。

チェルノブイリの被災地では、人々が日常的に食べていたジャガイモが、セシウムによって高度に汚染されました。日本でも、ニンジン、ダイコン、イモ類など、土の中で育つ作物に注意する必要があります。

ただ、市場に出回っているものなら食品安全基準値が守られているので、大人は必要以上に不安に思うことはないでしょう。よく洗ったり、ゆでたりすれば、放射性物質の影響を軽減することもできます。

次に出てくる問題は、食物連鎖《しょくもつれんさ》です。

なぜかはわかりませんが、放射能は食物連鎖によって濃縮されていく性質があります。チェルノブイリ被災地では、汚染された牧草を食べた牛、苔を食べた鹿やトナカイから、いずれも高濃度の汚染がみつかっています。その肉やミルクを口にしたことで、子どもたちの内部被ばくが発生し、甲状腺がんが増えたともいわれています。

福島の事故でも、牛からしぼった原乳に基準値を上回るヨウ素131が検出され、出荷がストップした時期がありました。これも汚染された牧草を牛が食べたためと考えられています。

同じ乳製品でもチーズなどの加工品は、私たちが口にするころには短半減期のヨウ素の心配はいらないでしょう。ただ、セシウムについては長期的な注意が必要です。

不思議なのは、このように高度に汚染されても、自らの体には影響を受けない動物がいることです。たとえば牛は、人間と同じ哺乳類で甲状腺もあるのですが、とくに甲状腺がんが多発したとの報告はありません。またほかの病気で倒れたという話も聞きません。このようなことは「放射線感受性」の差といわれていますが、やはり、〝放射能〟はわからないことだらけです。

魚は安全ですか?

前出の『ネイチャー』誌では、魚の放射能汚染についても言及しています。

魚のセシウム137放射能も、淡水《たんすい》の湖では相当に高くなることがある。しかし、海や河口の魚ではそのようなことはない。

しかし、実際はどうでしょうか。

茨城県沖では、海の魚であるコウナゴに、基準値よりずっと高い値が検出されました。政府や原子力安全・保安院も「海では、大量の水で希釈・拡散するため濃度は薄くなる」と発表していましたが、その言葉は撤回しなければならないでしょう。

チェルノブイリ原発のあるウクライナや、高度に汚染されたベラルーシは内陸部です。淡水の魚については汚染データがあっても、海の魚のデータはほとんどありません。つまり、海にこれほど高濃度の放射性物質が大量に垂れ流されたのは、かつてないことなのです。

コウナゴはほかの魚のエサになるため、ここでも食物連鎖が予想されます。広い海を回遊する魚は、汚染されたまま自由に移動していきます。どこで、どんなふうに汚染が広がっていくかわかりません。しかも、いまなお福島では、汚染された水の放出が止まっていないのです。

学者によっては、「大したことはない」という人もいます。でも、問題はそこです。その油断やおごりが、事態を悪化させていくのです。机の上で統計だけを見ているからそのような甘い判断になるのかもしれませんが、チェルノブイリで起きたり、現在進行している多くの問題を知れば、そんな無責任なことはいえなくなるはずです。

繰り返しますが、放射能はまだわからないことが多いのです。はっきりしているのは、チェルノブイリで小児甲状腺がんが増えたこと。そのほかにもさまざまな病気に苦しむ人々や、周産期異常などの問題が増えているのです。

わからないからだいじょうぶ、ではなく、わからないから怖い。私はそう思います。

子どもたちを公園や砂場で遊ばせてだいじょうぶですか?

学校の校庭の放射能汚染が、ここにきて大きな問題となっています。

福島県内の小中学校の屋外活動で、年間の限界放射線量を20ミリシーベルトに決めた国の判断に対し、内閣官房参与の小佐古敏荘《こさことしそう》さんが辞任するほどの騒ぎとなりました。

「大人ならまだしも、子どもに20ミリシーベルトは高すぎる。学問上の見地だけでなく、私のヒューマニズムからしても受け入れがたい」

という抗議の辞任でした。小佐古さんは東大教授で放射線安全学の専門家です。

実際のところ、ICRP(国際放射能防護委員会)が基準値としている一般の人の年間限界放射線量は1ミリシーベルトです。とはいえ、20ミリシーベルトならどのような危険があるのか、10ミリシーベルトならどうなるのか、1ミリシーベルトならだいじょうぶなのか、はっきりとはわかっていません。そのため、専門家の意見も分かれるところなのです。

　しかし、おそらく小佐古さんは「自分の子どもが学校に通っていたら」という思いで考えたのでしょう。医者としての良心がゆるさなかったのだと思います。わからないからこそ、厳しい基準を設けて子どもを守りたいと思う。彼は原発推進側にいた人ですが、今回の発表には私も共感するところがありました。

　このように高度に汚染されてしまった地域では、外部被ばくと内部被ばくの両方に注意する必要があります。外に出て遊ぶときにはマスクをしたり、長袖を着たりしてほしいと思います。また、子どもの成長のために外遊びは欠かせませんが、なるべく時間は短くしたほうがよいでしょう。

　その他の地域では、とくに神経質になる必要はないと思います。ただ、広範かつ詳細な土壌汚染調査が十分行われていないいまの段階では、どこまでだいじょうぶなのかよくわからない、というのが正直なところです。

　気をつけたほうがよいのは内部被ばくで、繰り返しますが、防ぐためには3つの経路（「呼吸」「皮膚」「食べもの」）を遮断すること（34ページ）。また外遊びをするときの心配は、このうちの呼吸と皮膚ですが、どこまで防ぐかはその人の考え方次第です。

「安全」という政府の言葉を信じてよいでしょうか？

　核の事故の安全対策は、どんなにやってもやり過ぎということはありません。甘く見積もって対策を講じないまま取り返しがつかなくなるより、行き過ぎたくらい心配したほうがいいのです。

　そういう意味で、私は事故の当初から、少なくとも30㎞圏内に住む人は避難したほうがいいといってきました。チェルノブイリ原発の30㎞圏内は、いまも立ち入れないほど高度に汚染されているからです。

　しかし、政府は20～30㎞圏内を「自主避難区域」とし、住んでいる人に判断をゆだねました。政府が中途半端な態度を示したことで、住民はどれほど不安でせつない思いをしたことでしょう。その土地に残る人がいれば、義理や人情で動けなくなる人も増えます。親が残る道を選べば、子どもだって動くことはできません。

　このような経験は誰もしたことがないため、住民はどうしてよいか途方にくれているはずです。こんなときは、「行き過ぎた対策だ」といわれても、政府が全面的に責任を持ち、一時的にでも避難させなければなりません。最悪の事態を想定しながら、国がリーダーシップをとっていくべきなのです。

政府や東京電力には、まだ明らかにしていないことが多くあるように感じます。たとえば、汚染された排水を海に放出しているときにも、原子炉からは水蒸気が出つづけていました。メディアの報道は排水のほうに集中していましたが、私はあの水蒸気の中に放射性物質が入っているのではないかと疑っていました。すると、なんの発表もないうちに「建屋の上からビニールシートをかぶせる」といい出しました。おそらく、大気中にかなりの放射性物質が漏れ出ているのでしょう。

そんなことひとつをとっても、オープンではありません。いつでも、国民は後になって本当のことを知らされます。

不安を抱かせてはいけない、恐怖をあおってはいけないと思っているのかもしれません。しかし、こんなにも情報化が進んだ時代です。すべてをオープンにしないまま「安全だ」といったり「念のため」というのでは、かえって人は不安にさせられます。

たとえ厳しいマイナスのデータであったとしても、本当のことを知らされたほうが、パニックにならずにすむと私は思います。そのほうが、納得して動けるのではないでしょうか。

もうひとつ疑問に思っていたのは、政府と東京電力と原子力安全・保安院がバラバラに会見しながら、場合によっては違った発表をしていたことです。本気で非常事態ととらえているのなら、国は窓口を一本化し、保安院と東電を同席させて記者会見をするべきでした。危機管理体制ができていなかったとしか思えません。

ようやく最近窓口が一本化されましたが、その判断は遅きに失したという印象です。最初から指示・命令系統をひとつにし「いまは国全体で取り組まなければならない非常時だ。そのかわり、あとですべて国が補償する。国民の命を守るのが僕の仕事だ」と首相がいってくれていたら、どんなに安心できたでしょうか。

25年前のチェルノブイリ事故では、旧ソ連の中央政府がさまざまなことを隠ぺいしたため、悲劇は何倍にも大きくなりました。事故当時、多くの子どもたちは学校のグラウンドでメーデーのリハーサルをしていました。メーデーは共産主義国にとって、もっとも大事なイベントです。

事故が起きたのが4月26日。メーデーは5月1日。人々は1週間も、事故について知らされませんでした。その結果、子どもたちはなにも知らずに外に出て、メーデーのリハーサルをしたり遊んだりしていたのです。かわいそうなことに原発近くにいた子どもたちは、皮膚からも呼吸からも大量の被ばくをしています。

しかも、事故直後には雨が降りました。これは中央政府が降らせた人工雨（〝黒い雨〟）だとうわさされています。当時の風は、チェルノブイリから北東に向かって吹いていました。北東方向はるか先にはモスクワが位置しています。放射性降下物（核分裂生成物）の影響を極力回避するためにとった方策だと聞きました。

もちろん旧ソ連の中央政府のようなことを、日本政府がするとはけっして思いません。しかし、国民の信頼を得るためにも、政府にはすべての情報をオープンにしてほしいものです。

これから、国にできることはなんですか?

国民の命を守ることが大事なのか、それとも産業経済を取るのか——。これに尽きると思います。国家の使命は、国民の命を守ることが第一だと私は思いますが、そういう意味で、事故後の初動対応には疑問を感じます。政府が主導権を握って命令しなければならないとき、東京電力の意向、つまり経済を優先させようとしたからです。東電がとった方法は原発を残すことを前提としていたため、すべてが悪いほうへ悪いほうへと進んでいきました。政府の責任は重大です。今後これらのことを徹底的に検証すべきと思います。

ここで政府にやってほしいことを、いくつかあげます。
ひとつは、半減期の長いセシウム137を中心に、土壌の放射性物質の量を測定し、汚染地図をつくること。

次に、食品の放射能測定をあらゆる分野で行い、長期にわたり調査をつづけていくことです。

ベラルーシでは、事故後、国土全域できめ細かな土壌調査が行われ、経年的に発表されています。

この地図を見ると、高度に汚染された区域は30km圏内だけでなく、１００km、２００km離れた地点にまで広がっていることがわかります。風と雨によって放射性物質が運ばれた地域ですが、避難（移住）が必要かどうかも一目瞭然です。

日本でも、早く土壌調査をスタートさせ、汚染地図をつくらなければなりません。現時点では、大気中の空間線量を計測することが先ですが、しっかり調査をしてデータを公表していくことが急がれます。

地表に落ちたセシウムは、半減期から考えれば、少なくとも30年以上は消えません。土壌汚染の地図があれば、食品の汚染濃度も見当がつき、同時に人が受けている放射線被ばくの影響についても予測をつけることができます。世界中の人がこの事故を教訓とするためにも、汚染地図の作成は日本の義務です。

また、食品の放射能測定については、できるかぎり細やかに行っていくべきでしょう。たとえば魚介類なら、同じ場所で水揚げされた魚でも、魚の種類に分けて測定したほうがいい。

食品は、安全性がはっきりしていなければ、口にする気分になりません。これは風評被害ではなく、「安全なものを食べたい」という、人としての当たり前の欲求です。不安が解消されないかぎり、いくら値段が安くても、汚染された東日本の魚より西日本の魚を、日本海側の魚を食べたいと思うのではないでしょうか。

風評被害を問題にするのなら、野菜でも米でも魚でも肉でも、できるかぎりの検査を行い、安全確認の印をつけてから販売すればいいのです。

チェルノブイリの汚染地域では、市町村にある保健局が厳しい検査を行っていました。事故後10年以上たっても、さまざまな人が市場に出すまえの野菜や牛乳を持って、保健局に来ていました。放射能の値を知らされ、「やっぱり今回もダメか」としょんぼりして帰っていく人を見たこともあります。

あらゆる食品の測定を細かく行っていくのは、むずかしいことかもしれません。でも、いまは非常事態なので政府が主導してやったほうがいい。安全が確認されたものだけを市場に並べるようにすれば、風評被害を出さずに安心して食べることができます。

私は医師であると同時に、行政のトップでもあるので、生産者の方々の不安もよくわかるつもりです。せっかく育てた作物を捨てなければならなくなったら……、先祖から受け継いできた土地で農業ができなくなったら……。そう思えば、やりきれない気持ちにもなるでしょう。

しかし、ポーランドは、国をあげて最悪の事態を想定した予防策をとったために、国民全体の健康被害を避けることができました。

日本政府にも、原発事故の早期収束と合わせて、健康被害をどうくいとめるかを本気で考えてほしいのです。生産者の生活を確実に補償し、国民の命を守るために責任を持った対応が求められています。

福島の人とどのようにつきあえばいい？

避難が落ち着いたあとの、次の問題は「差別」や「いじめ」です。悲しいことに、広島や長崎、チェルノブイリでも被災者や学童への心ない差別行為がありました。いま、福島の人たちはいろいろな意味でご苦労をされているでしょう。放射能に対する正しい知識を持ち、同じあやまちを繰り返さないことが大切だと思います。

実際、大気が汚染された土地では、無防備に外に出ると人々の体にも放射性物質が付着してしまいます。今回の事故では、「屋内退避《おくないたいひ》」を指示された地域がありました。屋内退避では、家をきっちり閉めて目張りをしなければなりません。しかし、大地震が起きていたために、建物にすき間ができている家も多くありました。室内に放射性物質が入り込んでいた可能性があります。

そういう人たちが避難所に集まれば、今度は避難所の中も汚染されてしまいます。

室内に入るときはちりを払い落とし、着ていた上着をすべて脱いで、放射性物質による環境汚染を防ぐことが必要です。

チェルノブイリ事故で高度に汚染された30㎞圏内では、圏内に入った車両が外に出ていくとき、車輪などに水をまいて放射性物質を洗い落としていました（除染）。福島でも原発に近い地域は、そのような対応が必要でしょう。

ただしこのような状況は、放射性物質が体や物の表面にくっついているだけですから、注意して払い落としたり、洗い流せばその先は心配する必要はありません。一方、内部被ばくは基本的には細胞レベルの問題なので、人体から人体へ放射線被害がうつる、などということはあり得ないのです。このような話を、大人から子どもへとしっかり伝えてください。

これから福島はどうなるのでしょうか？

今後、大気や土壌の汚染調査を詳細に継続し、その結果を見ないと、将来を予測することはむずかしいでしょう。

チェルノブイリ原発の30㎞圏内では、25年たったいまも高汚染のため立ち入り禁止になっているし、そのほかにも人が住めなくなった「埋葬の村」はいくつもあります。移住政策によって、身を切られるような思いでふるさとを離れ、新たな土地で暮らしはじめた人も大勢います。

福島が、チェルノブイリと同じことになるのか、いまはわかりません。笑顔で自宅に戻れる日が来るかもしれません。ただ私は、福島の方たちには酷なようですが、土地を離れるという最悪の事態も覚悟していたほうがいいと思います。お年寄りはともかく、子どもは汚染された土地に暮らしてはいけません。

地震や津波で崩壊してしまった町は、本当に気の毒ではありますが、みんなで力を合わせれば必ずちゃんと復興する日がやって来ます。あれほどの地震があった神戸でも、数年後には明るい街並みが戻りました。元に戻りさえすれば、またそこに暮らせるのです。

しかし核災害は、最悪の場合ふるさとに暮らせなくなってしまいます。たとえ暮らせるようになっても、つねに放射能汚染を気にして生きていかなくてはなりません。自然災害と核災害の決定的な違いはここです。

とはいえ、「怖い、怖い」といっていてもなにもはじまりません。日本に住むかぎり、この現実を真正面から受け入れていく姿勢を持つことが必要と考えます。

いままで国の原子力政策に乗っかり、豊かさを享受してきたのは、私たち一人ひとりです。もちろん、いちばんの責任は東京電力や国にありますが、それとは別に、無自覚に生きてきたすべての大人に責任はあると思います。

ここから日本がどうやって立ち直っていくか。どうやって子どもたちを守っていくか。正しい理解の上に考えはじめなければなりません。そのときチェルノブイリはさまざまな意味で、お手本になるでしょう。

3章

25年目の
チェルノブイリ

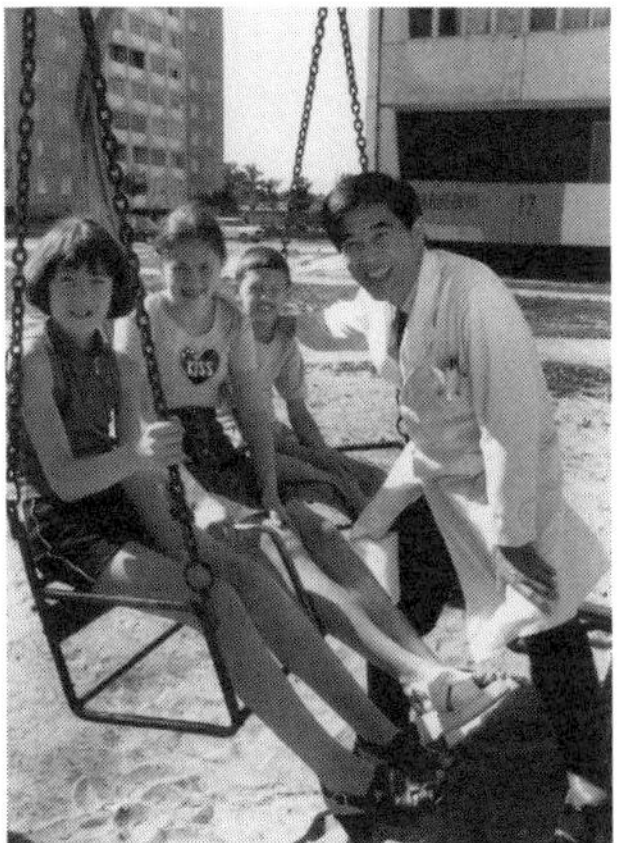

いま、チェルノブイリ被災地では……

チェルノブイリ事故から、25年がたちました。事故から4半世紀という節目の年に、日本で再び「レベル7」の事故が起きてしまいました。そのめぐり合わせの不思議さに、「運命のいたずらではないか」と、そんな複雑な思いでいます。

ベラルーシ共和国で、事故後5年目から急増した小児甲状腺がんは、その後10年ほどで終息しました。それ自体はうれしいことでしたが、かわりに15歳以上の思春期の甲状腺がんが増え、さらに遅れて大人の甲状腺がんが増えています。

内部被ばくは、とくに細胞分裂のときに影響が大きいとお話ししました。それを裏付けるようなかたちで、最初は代謝が活発な小さな子どもに発症し、序々に上の年代へと影響があらわれています。

ただし、子どもと違って大人の甲状腺がんは、チェルノブイリ事故が起きる前にも少なからずありました。事故が起きたことで健康診断が徹底され、以前は病気として早期に発見されなかったものまで、明らかになったのではないかともいわれています。いずれにせよ、ベラルーシで甲状腺がんが増えているのはほんとうのことです。

「やはり、大人もがんになるのか」

「子どもだけを守るのでは、ダメではないか」

そう思う人がいるかもしれません。しかし、大人の場合はがんの発生時期が非常に遅いことや、被ばくが原因なのか、ほかのことが原因なのか、ということもはっきりとはわかりません。ですから、まず私たち大人は、福島の事故の現実を覚悟して受け止め、取り返しのつかないことになってしまわないよう、未来ある子どもたちだけは、社会全体で守らなければならないと思うのです。

私は甲状腺の専門医なので、甲状腺がんを中心にお話ししましたが、チェルノブイリの汚染地域では、この25年間にさまざまな病気が問題になってきました。

小児甲状腺がんとは違って「事故によるもの」とは認められていませんが、風邪をひきやすかったり、疲れやすかったり、貧血があったりと、免疫機能《めんえききのう》にかかわる体調の悪さを訴える人が多くいます。また、白血病や肺がん、さまざまな先天性障害（奇形児など）も増加したといわれています。

事故当時赤ちゃんだった世代が大人になり、結婚や出産をする年齢にさしかかっています。早産や未熟児など、異常分娩が増えていることも見過ごすわけにはいきません。

事故後、ベラルーシでは健康診断や疫学調査を、国をあげて行うようになりました。とりわけ、子どもの甲状腺がんの手術については、国の方針として、すべて国立甲状腺がんセンターで行われたため、発表されたデータはいずれも信頼できるものです。

土壌調査についても、かなり細かく実施されています。おそらくＩＡＥＡ（国際原子力機関）やＩＣＲＰ（国際放射線防護委員会）の指導もあったのだと思いますが、セシウムだけでなく、ストロンチウム、プルトニウムまで測定し、汚染地図がつくられました。また、２０１６年（事故後30年）には汚染分布がどう変わるかという、予測図もできあがっています。

日本でも、今後は健康診断や疫学調査の体制を整えるべきでしょう。汚染された土地にいた人、住みつづける人は、定期的な診断を受ける必要があります。そのためにもまずは土壌調査を行って汚染地域を明確にしなければなりません。避難や移住の計画を立てるにしても、土壌調査のデータが不可欠で、それが根拠となります。

6年前、私は久しぶりにチェルノブイリ被災地におもむきました。かつて私が住んでいた、原発から90㎞離れたモーズリの町で甲状腺検診を実施すると伝えたところ、大勢の人が朝の5時から並んで待っていました。事故から20年を過ぎても、人々の不安がまったく減っていないことに驚かされました。ふだんは忘れていても、ふとした拍子に思い出す。放射能にさらされつづけるストレスが、チェルノブイリに生きる人を苦しめています。

日本の被災地でも、今後おそらく同じようなことが起きてくるでしょう。人々の不安を取りのぞくためにも、長期にわたり、徹底した定期健康診断と疫学調査を行っていかなければなりません。願わくば、早い段階で、福島県内に放射能被害関連の総合医療センターや疫学研究機関を国が設置すべきと考えます。

高汚染の「埋葬の村」で

チェルノブイリでは、事故の翌日、すぐそばの原発労働者の町プリピャチから4万5000人が避難。その後の2週間に30㎞圏内から11万6000人が強制的に避難させられました。とくに、プリピャチの住民は「一時的な避難」といわれて、家財道具を置いたまま逃げましたが、二度と自宅に戻ることはかないませんでした。

30㎞圏の外に広がった高汚染地域でも、国の移住政策はつづきました。数年がかりで、延べ40万人がふるさとを失ったといわれています。また、移住するほどではないと認定された軽度汚染地域、中等度汚染地域では、建物の洗浄や表土の入れ替えなどが徹底して行われました。

ベラルーシに住んでいる間、私は何度となく高汚染の村に行く機会がありました。この国は平坦な地形のため、はるか地平線のかなたまで豊かな穀倉地帯と森が広がっています。そんなのどかな風景の中を車で走らせていると、ときどき出くわすのが

「立ち入り禁止」の標識でした。放射能を示すマークの向こうは、埋葬された村。高度に汚染されて人が住めなくなり、地図からも消えたのです。

いまなお汚染度が高く立ち入ることは禁じられていますが、じつはふるさとに舞い戻って暮らしている人たちがいます。そのほとんどが、お年寄りです。国が用意した移住先は、都市部のアパート。若い人なら適応できるでしょうが、農村で自給自足の生活をしてきたおじいさんとおばあさんには、なじむことができません。

「汚染といっても、目には見えないし、においもしない。きゅうくつなアパートにいるくらいなら、ここで暮らすほうがよっぽどいいよ」

ふるさとに舞い戻ってきた人は、みな口々にいうのです。彼らのような人のことは「サマショーロ（わがままな人々）」と呼ばれ、高齢ということもあって政府は黙認している状態です。

サマショーロたちは、以前と同じように自給自足の暮らしを営んでいます。住民がいなくなったため、昔よりも広い土地を自分のものにし、たくさんの野菜を育てたり、鶏、豚などを飼育しています。高齢者は、被ばくを気にして都会で生きるより、生まれ育ったふるさとで自由に生きたほうが、精神的な意味でもたしかに健康的です。しかし、ここにも問題はあります。

　ときどき子どもや孫たちが、祖父母に会いにふるさとへ戻ってきます。そして、おじいさんやおばあさんのつくった野菜や卵、肉などを、山ほどもらって帰るのです。汚染されていることはわかっていても、移住先の経済事情はけっして豊かではないため、子どもや孫は、喜んでそれらを口にします。放射能汚染さえなければ、ほほえましい家族の光景が、じつは内部被ばくを起こす連鎖へと、つながっていってしまうのです。

　また、移住した人たちは、生活に大きな変化を強いられました。農業を営んできた人は、都市部の暮らしや新しい仕事になかなかなじめません。比較的、地域になじみやすい女性や子どもに比べ、大変なのは男性です。ふるさとに戻りたい気持ちが強いのに、家族のためにがまんを重ねて、アルコール中毒になってしまう人もいました。そのためかどうか、夫婦が離婚するケースは驚くほど多い。事故は、健康被害だけでなく、さまざまな問題を引き起こしました。

　一方、ただ悪いことばかりではありません。健康診断がしっかり行われるようになった結果、さまざまな病気が発見されやすくなりました。また、子どもたちは夏休みになると各地に保養に出かけます。国内はもちろんのこと、海外の支援団体に招かれて、ドイツやイタリア、スウェーデンなどヨーロッパの国々、さらにはアメリカや日本まで世界中に出かけていきます。これは、事故前には考えられないことでした。

なぜそんなことをするのかというと、汚染された土地から少しでも離れることで、健康面はもちろんのこと、ストレスをやわらげる効果があるためです。子どもたちは単に楽しい旅行だと思っている節もありますが、違う世界を知ることで、広い視野を持った大人へと成長していくのではないかと思います。

悲しみを繰りかえさないために

チェルノブイリ被災地では、悲しみや苦しみを抱えながらも、多くの人が前向きに生きています。ベラルーシの国民は、基本的にお祭り好きな明るい人たちです。私が術後検診のため子どもを家庭訪問するときも、たくさんのごちそうやお酒を用意して、歌ったり踊ったりの大歓迎をしてくれます。それは農村部でも都心部でも、裕福な家庭でも貧しい家庭でも、どこでも同じでした。

そして、甲状腺がんにかかった子どもたちは、病を乗り越えて成長しています。海外に保養に出かけた経験から「通訳を目指す」と勉強をはじめた子もいるし、「自分の病気をもっと知りたい。同じ病気で苦しむ人の力になりたい」と医療の道に進んだ子もいます。とくに医者を目指す子がいると知ったとき、私は本当にうれしくて、ベラルーシに来てよかったと思いました。

甲状腺がんの手術の後は、人によっては合成ホルモン剤を一生飲みつづけなければなりませんが、副作用のない薬なので、結婚も出産もふつうにできます。私が手術した子どもたちの中にも、母親になった女性が何人もいます。生まれてくる小さな命は、希望の光です。これから先、困難なことが待ち受けていたとしても、まっすぐに育っていってほしいと願わずにはいられません。

私は本書の中で、厳しかったり深刻な話もずいぶんしてきましたが、すべては、チェルノブイリで5年半を過ごした自分が、実際に見聞きし、感じてきたことです。チェルノブイリで、人々の苦しみや悲しみを見てきたからこそ、福島では同じような思いをさせてはいけないと身に染みて感じています。

これからはチェルノブイリが教訓になり、また反面教師にもなります。これほど広範囲に放射能汚染が広がった経験は、世界でもほかに例がありません。福島は、チェルノブイリに学ぶしかないのです。

手をつなぎ、前へ進もう

先日、思いがけない贈りものが届きました。

それは、私がベラルーシでの最後の半年間を過ごした、モーズリという町から送られたものでした。大きな2つの箱を開くと、入っていたのは靴下65足、ひざかけ9枚、ぬいぐるみ4個、鍋つかみ2個。あの国らしい、カラフルでかわいらしいデザインのものばかりです。

送ってくれたのは「パレースカヤ・ゾーラチカ（パレーシヤ地方の小さな星たち）」という地元の少年少女音楽舞踊団の子どもたち。10年前には、日本各地で公演をしたこともあります。

今回の震災の後、舞踊団の指導者であるエレーナさんから、「だいじょうぶですか。心配しています」とメールが届きました。「こちらは無事ですよ」と返事をしたところ、しばらくしてこの支援物資が届いたのです。

私は長いことチェルノブイリ事故による医療支援をつづけてきましたが、まさか支援を受ける側になるとは思ってもいませんでした。汚染地域に生きるチェルノブイリの子どもたちが、福島の子どもたちのことを心配してくれている――。その気持ちが、胸にぐっと迫りました。

核という苦しみを背負わされてしまった、チェルノブイリと福島。しかし、起きてしまったことは、正面から受け止めるしかありません。そこからはじめなければ、次に進む方向さえ見失ってしまいます。幸い日本には、最新の医療施設や優れた技術があります。

もし……。

もしも、被ばくが原因で病気になったとしても、日本ではすばらしい施設で治療を受けることができます。チェルノブイリと、大きく違う部分はここです。そして、被災地の人が安心して医療を受けられるよう、体制を整えるのは国です。政府の迅速な対応が待たれます。

私は近いうちに、パレースカヤ・ゾーラチカの子どもたちを、再び日本に招きたいと考えています。彼らが元気で生きていることを、日本の子どもたちが知るのはマイ

ナスではないと思うからです。希望を持って明るく生きていくために、子どもたちが
互いに手をつなぎ、前に進んでいってほしいと心から願っています。

聞き書き●菅聖子
ブックデザイン●藤田知子
イラスト●米津祐介
扉写真●山口規子

著者について

菅谷 昭（すげのや・あきら　現松本市長・医師）

1943年長野県生まれ。信州大学医学部卒業後、甲状腺疾患の専門医として活躍。1996年に信州大学を辞めて、チェルノブイリ原発事故被災地の医療支援活動のため、ベラルーシ共和国に渡る。首都ミンスクの国立甲状腺がんセンター、高度汚染地域のゴメリの州立がんセンター等で、小児甲状腺がんの外科治療を中心に、5年半の医療支援活動を行った。帰国後、2004年に長野県松本市の市長に就任。チェルノブイリ原発事故の現状を踏まえながら、NPO法人「チェルノブイリ医療基金」の活動とともに、さまざまな提言を松本から発している。

著書に『チェルノブイリ診療記』（新潮文庫）、『チェルノブイリいのちの記録』（晶文社）、『ぼくとチェルノブイリのこどもたちの5年間』（ポプラ社）、『真っ当な生き方のススメ』（岳陽社）がある。

子《こ》どもたちを放射能《ほうしゃのう》から守《まも》るために

2011年6月8日　第1版第1刷発行
2011年7月6日　第1版第3刷発行

著　者　菅谷 昭
発行所　株式会社亜紀書房
郵便番号101-0051
東京都千代田区神田神保町1-32
電話03-5280-0261
http://www.akishobo.com
振　替　00100-9-144037
印　刷　株式会社トライ
http://www.try-sky.com

ISBN978-4-7505-1111-5 C0077